PHYSIOLOGIE PATHOLOGIQUE

TROUBLES FONCTIONNELS

DES SENS ET DES SENSIBILITÉS

DANS L'HYPNOTISME

PAR

LE Dʳ ER. MESNET

MEMBRE DE L'ACADÉMIE DE MÉDECINE
MÉDECIN DE L'HÔTEL-DIEU

PARIS

IMPRIMERIE BREVETÉE CHARLES BLOT

7, RUE BLEUE, 7

1889

PHYSIOLOGIE PATHOLOGIQUE

TROUBLES FONCTIONNELS

DES SENS ET DES SENSIBILITÉS

DANS L'HYPNOTISME

TROUBLES FONCTIONNELS

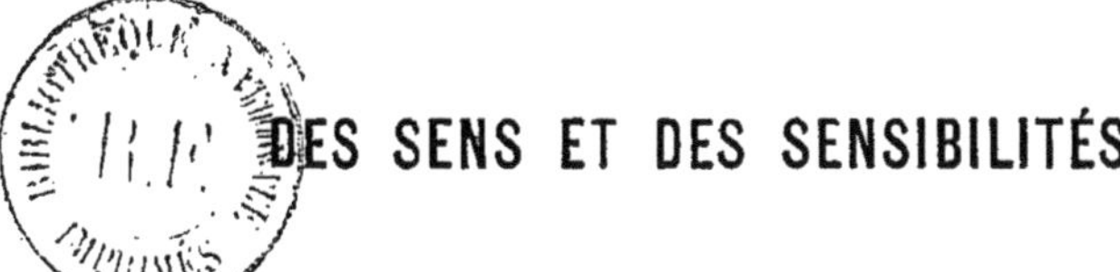

DES SENS ET DES SENSIBILITÉS

DANS L'HYPNOTISME

PAR

LE D^r ER. MESNET

MEMBRE DE L'ACADÉMIE DE MÉDECINE

MÉDECIN DE L'HÔTEL-DIEU

PARIS

IMPRIMERIE BREVETÉE CHARLES BLOT

7, RUE BLEUE, 7

—

1889

TROUBLES FONCTIONNELS

DES SENS ET DES SENSIBILITÉS

DANS L'HYPNOTISME

Le 19 janvier 1889, je recevais la visite d'une jeune malade qui, depuis plusieurs années, m'intéressait par la multiplicité et par la netteté des phénomènes hypnotiques que j'avais observés chez elle, tant du côté des facultés intellectuelles, que dans l'exercice des organes des sens. Quelques-uns de mes collègues, et plusieurs personnes étrangères au service, désireuses de voir cette malade dont elles avaient entendu parler, assistaient à ma consultation, qui avait pour but l'étude des diverses phases successives de sa maladie hypnotique, rapprochées de l'examen de l'état actuel comme terme de comparaison.

Dès 1885, elle avait fait un long séjour dans mon service à l'hôpital Saint-Antoine, où j'avais, pour la première fois, constaté chez elle, au milieu des plus grands troubles de l'hystérie convulsive, des manifestations hypnotiques accompagnées de spasmes et de contractures.

Je l'avais revue plusieurs fois en 1886, toujours facilement hypnotisable, mais beaucoup moins convulsive.

En 1887, devenue enceinte sans trop savoir où ni comment, — probablement dans son sommeil hypnotique, — elle me revenait pour accoucher à l'Hôtel-Dieu, dans mon nouveau service.

Arrivée au dernier terme de sa grossesse, il nous avait été facile, pendant toute la durée du travail, de la maintenir en état somnambulique continu, et, par ce moyen, de lui faire mettre au monde un enfant, sans qu'elle eût à souffrir des douleurs de la parturition, n'ayant eu connaissance qu'elle était mère qu'au moment où, éveillée, elle vit son enfant couché près d'elle, dans son lit. Il est donc probable que, devenue grosse sans le savoir, de même qu'accouchée sans le savoir, elle n'a connu de sa grossesse que sa période intermédiaire, dont elle eut d'ailleurs beaucoup à souffrir. Sortie de l'hôpital quelque temps après dans un état satisfaisant, elle put rentrer en condition et travailler de nouveau. Je revoyais donc aujourd'hui cette malade, dont je suis l'observation depuis plus de quatre ans, et il m'importait de savoir si je la retrouverais avec les mêmes impressionnabilités, les mêmes manifestations hypnotiques, les mêmes troubles des organes des sens et de la mémoire.

Après avoir causé avec elle pendant quelques minutes et fixé son attention par les questions que je lui adressais, je cessai toute conversation : presque aussitôt elle s'endormit, dans un calme parfait, sans aucune action ni provocation directe de ma part.

L'examen de ses sensibilités périphériques nous révéla les mêmes troubles : hémianesthésie gauche, un peu moins complète du côté de la peau, comme du côté des muqueuses, avec la ligne médiane comme limite très exactement définie ; anesthésie, analgésie, avec conservation du tact.

Les signes d'hyperesthésie neuro-musculaire étaient très manifestes sur les bras en état cataleptique, — la plus légère pression, le moindre contact sur le trajet des fléchisseurs produisait la flexion des doigts, l'incurvation de la main sur le poignet pouvant aller jusqu'à la contracture ; la même action sur le trajet des extenseurs relève la main, redresse les doigts jusqu'à l'extension forcée.

Mêmes effets du côté sain que du côté anesthésié ; la malade n'a point connaissance des mouvements que sa main exécute, non plus que des pressions ou des frictions exercées sur ses bras. Ces divers mouvements, indépendants de toute influence cérébrale, puisqu'ils sont étrangers à toute sensation perçue, sont des actes réflexes d'impression médullaire, qui ne se manifestent chez elle que dans l'état cataleptique.

L'exercice des organes des sens, très manifestement troublé, est plus ou moins engourdi, parfois même suspendu dans les échanges avec le dehors, suivant l'intensité plus ou moins grande du sommeil hypnotique et la concentration de la malade sur l'expérimentateur. A un degré léger :

— Elle voit, mais d'une manière confuse, les objets et les personnes qui l'entourent ; ses yeux convulsés en bas, ses paupières invariablement closes, ne lui laissent apercevoir que des demi-teintes ;

— Elle a la notion, mais incomplète, des saveurs et des odeurs ;

— Elle connaît assez exactement, par le toucher, toutes les choses qu'on lui présente, et cela tout aussi bien de sa main droite que de sa main gauche.

L'ouïe, conservée presque intacte, est en échange avec toutes les personnes qui entourent la malade ; elle répond à qui l'interroge et reconnaît, au timbre de leur voix, chacun des assistants qu'elle est habituée à voir.

— La physionomie qu'elle présente, à ce léger degré d'hypnose, la facilité extrême avec laquelle elle répond à ses interlocuteurs, les justes appréciations de son jugement sur les questions qu'on lui adresse, la rapprochent à tel point de l'état normal, qu'on pourrait mettre en doute la réalité de son trouble hypnotique, et que j'ai dû plus d'une fois intervenir près de tel assistant, en le ramenant à la constatation des faits physiques persistants et pathognomoniques de son état mental, de même qu'à la perte complète de la mémoire au réveil de la malade.

Telle je l'avais observée en 1885, telle je la retrouvais aujourd'hui, s'endormant avec une facilité extrême, spontanément, par la seule pensée qu'on voulait l'endormir, et arrivant ainsi d'emblée à un somnambulisme léger, dans lequel ses échanges avec le dehors ne semblaient pas sensiblement modifiés.

Je la revoyais donc dans des conditions psycho-sensorielles identiques à celles du mois de janvier 1885, conditions dans lesquelles j'avais fait mes premières expériences.

Je lui avais, à cette époque, offert, à l'occasion du jour de l'an, une broche qu'elle souhaitait depuis longtemps, mais que ses faibles ressources, ne lui permettaient pas d'acheter ; et j'avais eu, dans cette circonstance, un témoignage si parfait du dédoublement de la mémoire, de sa scission et de sa réviviscence, que j'avais le plus grand désir de renouveler l'épreuve. Il m'avait été possible de lui donner, trois fois en dix minutes, un même objet dont elle avait pris possession à deux reprises différentes, dans son sommeil hypnotique, sans en garder souvenir au réveil, et de le lui représenter pour la troisième fois, à l'état de veille, comme un objet nouveau qu'elle n'avait jamais vu, qu'elle ne connaissait pas.

Bien que la scission qui s'opère dans l'exercice de la mémoire, d'une part à l'état de veille, d'autre part à l'état de sommeil hypnotique, soit aujourd'hui vérité démontrée et généralement consentie, il est cependant encore des incrédules de bonne foi et des sceptiques de parti pris pour lesquels la démonstration expérimentale devrait être preuve à conviction, bien plus entraînante que la discussion et le raisonnement. C'est pourquoi il me semblait intéressant de rechercher si le temps écoulé avait modifié en quelque chose l'état de ma malade et de constater, *de visu*, si je la retrouverais semblable à elle-même, à quatre années de distance

A ce moment, Alix était immobile, silencieuse, dans l'état de calme et de quiétude que donne le somnambulisme de moyenne intensité.

Je lui dis :

D. — Nous sommes au mois de janvier ; je vais vous donner les étrennes que j'ai là en réserve pour vous.

R. — Vous êtes bon, monsieur, de penser ainsi à moi.

D. — Je suis étonné que vous ne soyez pas venue me voir dans les premiers jours de janvier.

R. — Je n'aurais pas voulu venir plus tôt, non pas à cause de vous, monsieur, mais pour moi ; on aurait pu dire que je me pressais pour avoir des étrennes.

D. — Votre réflexion est juste, mais... qui aurait dit cela ?

R. — Le monde est si méchant, et dit souvent de si mauvaises choses ! !

D. — Tenez, voici une boîte, ouvrez-la et dites-moi ce qu'il y a dedans ?

Elle prend la boîte, l'ouvre lentement, avec embarras, ne pouvant se servir que très incomplètement de sa main gauche, qui est à ce moment en état de parésie et presque sans mouvement.

R. — Ce sont des bonbons...

D. — Goûtez-les !...

R. — Je n'en prendrai qu'après vous, monsieur...

Elle me présente la boîte, se lève toute chancelante, offre, sur ma demande, des bonbons aux autres personnes qui nous entourent, mais qu'elle ne voit pas... en prend un qu'elle mange... et me dit :

— Merci, monsieur, c'est de très bon chocolat.

J'insiste avec intention sur ce dialogue, dont les détails ont, au point de vue psychologique, un grand intérêt ; il nous prouve, en effet, le parfait exercice de l'esprit, l'éveil de la faculté de jugement, la notion exacte des convenances *dans leur application* à l'objet qui fixe en ce moment l'attention de la malade, alors qu'elle est indifférente à toutes autres choses, qu'elle est incapable de tout acte cérébral spontané, incapable d'avoir une idée, un désir, une volonté. La mise en œuvre de ses facultés est donc exclusive, limitée au seul objet avec lequel elle est en rapport, dont elle prend possession, et qui va disparaître complètement de sa mémoire, quand, un instant après, je la réveille et lui demande :

D. — Qu'aviez-vous tout à l'heure entre les mains ?

R. — Monsieur... je n'avais rien.

La boîte avait été préalablement enlevée pour que, à son réveil, elle n'eût sous les yeux aucune trace de l'expérience que nous venions de faire.

D. — J'aurais plaisir à vous donner des étrennes : que désirez-vous ?

R. — Ce qu'il vous plaira, monsieur.

D. — Voulez-vous des bonbons ?

R. — Je veux bien.

Nous retrouvions donc, en 1889, les mêmes caractères, les mêmes lacunes qu'en 1885, avec l'oubli complet, absolu, au réveil, des impressions nées dans la période somnambulique.

*

— Endormie de nouveau, elle revient immédiatement au mode d'activité cérébrale que le réveil avait interrompu ; elle me demande aussitôt ce qu'est devenue sa boîte, elle est en pleine possession de son idée.

Est-il un exemple plus démonstratif de la réviviscence de la mémoire ?

— Réveillée quelques minutes après, tout est oublié, — elle n'a rien vu, ne sait rien.

Je lui présente alors, à l'état de veille, ces mêmes étrennes qu'elle ne connaît pas, qu'elle voit pour la première fois et dont elle me remercie en termes émus, avec un air de surprise, un accent de vérité absolument démonstratifs.

Ces deux expériences, répétées à quatre ans d'intervalle, ont été en tous points semblables à elles-mêmes ; j'ai pu, dans chacune d'elles, par trois fois à dix minutes de distance, donner un même objet, dont ma malade avait pris connaissance à deux reprises différentes pendant son sommeil provoqué, sans en garder le souvenir au réveil, et le lui présenter pour la troisième fois à l'état de veille, comme un objet nouveau, qu'elle n'avait jamais vu.

Cette double épreuve est la démonstration irréfutable de la *persistance*, dans la forme et dans l'expression, des troubles que l'hypnose produit dans l'exercice des facultés mentales, et plus particulièrement dans l'exercice de la mémoire, dont la scission et la réviviscence, bien et dûment établies, ont la valeur d'un symptôme pathognomonique.

Aux divers degrés du sommeil hypnotique répondent des modifications de plus en plus profondes dans l'exercice des organes des sens, et plus particulièrement de l'ouïe : au point le plus élevé, l'isolement de la malade, jusqu'alors incomplet, est tel qu'elle n'a plus d'échanges avec le monde extérieur ; insensible aux diverses excitations du dehors, elle cesse de répondre aux questions qu'on lui adresse ; mais, plus le cercle de son *activité périphérique se rétrécit*, plus aussi son attention et son impressionnabilité se concentrent sur l'expérimentateur, dont *l'influence grandit* proportionnellement à l'intensité du sommeil hypnotique.

Nous avions à ce moment même, sous les yeux, la démonstration expérimentale de cette influence exclusive et personnelle.

Alix était depuis un quart d'heure dans le sommeil hypnotique ; nous avions passé en revue ses divers modes de sensibilités, et constaté les échanges faciles de la malade avec chacun de nous. Brusquement, elle s'affaissa, laissa tomber sa tête et ses bras ; nous dûmes la soutenir pour l'empêcher de choir de sa chaise ; elle était, du somnambulisme, passée à l'état léthargique.

Revenue quelques minutes après au somnambulisme, elle n'avait plus d'échanges possibles avec toute autre personne qu'avec moi ; son système nerveux se réveillait plus ébranlé, plus névrosé qu'avant cette crise. On lui parlait, elle n'entendait plus ; sa sensibilité du côté droit était très engourdie, presque éteinte ; du côté gauche, l'anesthésie persistait, mais le bras était pris successivement de parésie incomplète et de contractures temporaires.

Néanmoins, elle était toujours en rapport avec moi, et obéissait servilement à tout ce que je lui ordonnais, sans plus témoigner la moindre émotion aux sollicitations qui lui étaient faites par mon entourage. Je lui disais :

D. — Entendez-vous ces messieurs qui vous parlent ? Faites bien attention !...

Elle prêtait l'oreille...

R. — Monsieur, je n'entends rien.

D. — Entendez-vous quelqu'un qui marche ?

R. — Non.

D. — Avez-vous entendu tomber une chaise sur le parquet ?

R. — Non.

Je lui parlais très bas, à voix muette, elle m'entendait très nettement... son ouïe n'était ouverte que sur moi, exclusivement.

Je cesse de l'interpeller ; je me retourne vers M. X... assis derrière moi, qui lui avait, plusieurs fois, adressé vainement la parole, et je lui dis :

— Je vais vous rendre témoin d'un fait très saisissant, que vous allez expérimenter vous-même ; mais ne m'en demandez pas l'explication, car, scientifiquement, je ne saurais vous la donner.

Voici ma main gauche que je place derrière mon dos, à votre disposition, et bien à l'insu de la malade ; ma main droite repose

sur celle de la jeune fille ; considérez-moi comme un fil télégra-
phique dont vous vous servirez quand vous voudrez entrer en
communication avec elle, en touchant du doigt ma main, quand
vous voudrez lui parler. Faites et agissez comme si je n'étais qu'un
simple moyen de transmission entre elle et vous...

M. X... commence l'expérience... Il adresse diverses questions
à Alix, qui n'entend pas et ne répond rien ; dès que M. X... se
met au contact de ma main, elle répond à toutes les questions qui
lui sont faites. Vingt fois l'expérience est répétée, tantôt affirma-
tive, tantôt négative, suivant que M. X... touchait ou ne touchait
pas ma main. Qu'il baissât ou qu'il haussât le timbre de sa voix,
les résultats étaient invariablement les mêmes, répondant en tous
points à l'hypothèse qui avait réglé les conditions de cette expérience, faite pour la première fois sur elle il y a quatre ans.

Quand, pour la première fois, il y a environ 12 ans, j'observai
ce fait de transmission, mon premier mouvement fut de me mettre
en garde contre le phénomène que j'avais sous les yeux, et de tenir
pour suspectes mes propres impressions ; sage et prudente réserve,
mille fois justifiée par l'anomalie d'un fait que les lois connues de
la physiologie ne pouvaient expliquer. Je le gardai donc dans ma
mémoire comme question à étudier, me proposant de l'expérimenter de nouveau chaque fois que j'en aurais l'occasion, en m'entou-
rant des précautions les plus minutieuses. Depuis cette époque,
je l'ai vu se reproduire un très grand nombre de fois, dans la
période de concentration des grands hypnotiques, sans que les
malades en observation aient pu se douter de la direction de nos
expériences, non plus que concourir sciemment ou inconsciem-
ment au résultat que nous voulions atteindre !

Il est cependant une remarque importante à signaler, c'est que
ce mode d'influence que nous avons si souvent employé comme
moyen de transmission des impressions auditives, présente parfois, chez certains malades, quelques variantes dans ses applica-
tions. Nous avons vu la sensation auditive se produire au simple
contact de la main de l'expérimentateur avec la main de l'hypnotisé, sans qu'aucun rapport immédiat existât avec la tierce personne, et la communication rester complète aussi longtemps que

durait ce contact. Mais si l'expérimentateur, s'effaçant complètement, mettait la tierce personne seule au contact direct de
l'hypnotisé, aucune sensation auditive ne se manifestait de ce
fait, l'ouïe restait fermée jusqu'au moment où l'expérimentateur
revenait personnellement établir de nouveau le contact entre eux.
Ces diverses expériences sur l'ouïe, au sujet desquelles j'appelle
de nouvelles recherches, et dont la constatation toujours facile
sur les sujets susceptibles de les produire repose sur l'étude cli-
nique la plus circonspecte, sont le témoignage de l'influence
dominatrice que l'hypnotiseur exerce sur les diverses modalités
nerveuses de l'hypnotisé.

Je me crois donc autorisé à inscrire ces faits de transmissions
auditives à côté des transferts de sensibilités, des anesthésies et
hyperesthésies expérimentales qui, bien qu'échappant, quant à
présent du moins, à toute interprétation scientifique, n'en sont
pas moins cependant des vérités acquises, cliniquement établies
jusqu'à démonstration contradictoire empruntée à l'observation
directe, ou à la physiologie.

Les troubles fonctionnels des organes des sens étudiés chez les
grandes hypnotiques, présentent les mêmes modalités que les
diverses perturbations dès sensibilités périphériques, que les
dissociations qui se produisent dans l'exercice des facultés intellectuelles et affectives, c'est-à-dire qu'ils se traduisent par l'hyperesthésie, avec exaltation de telles d'entre elles, et par la dépression
de telles autres allant jusqu'à l'affaissement.

L'intensité de ces phénomènes de déséquilibration psycho-sen-
sorielle, toujours *proportionnelle au degré de l'hypnose* et à
l'isolement plus ou moins grand du malade dans ses échanges
avec le monde extérieur, *réalise son maximum de développement
dans l'état de fascination.* Le malade fasciné, devenu instrument
aveugle, incapable de tout acte spontané, debout, l'œil immobile
et fixe sur l'expérimentateur, toujours prêt à exécuter ses ordres,
ne voit plus, n'entend plus que lui. De toutes les formes de l'hypnose, celle-là, la plus émouvante, la plus constante dans son expression, la plus incontestable dans sa réalité, est assurément le meil-

leur champ d'exploration pour l'étude des phénomènes sensoriels que nous voulons plus particulièrement examiner.

Après la malade si intéressante que nous avions tout à l'heure devant nous, qui nous a présenté ces faits remarquables de transmission auditive, je vais vous entretenir d'une autre malade que j'ai eue longtemps dans mon service à l'hôpital Saint-Antoine, en 1881.

C'était une jeune femme de 26 ans, qui m'était venue à l'occasion d'une ovarite grave avec désordres menstruels ; elle était hystérique à grandes convulsions, et présentait les troubles de la fascination au maximum de développement, sans jamais cependant avoir été hypnotisée, m'affirmait-elle. Il suffisait de fixer un instant les yeux sur elle, pour qu'aussitôt elle s'attachât à vous, vous suivît où et quand même, renversant tous les obstacles, les personnes et les choses. Son entraînement n'était point la résultante d'une influence personnelle à tel ou tel, il s'appliquait à qui que ce soit d'entre nous qui prenait son regard, l'entraînait dans son mouvement ; comme il arrive, du reste, à tous les fascinés que j'ai connus jusqu'à ce jour.

Cent fois nous avions expérimenté chez elle les faits de transmission auditive dont je viens de vous parler, et toujours avec des résultats identiques à ceux dont nous venons d'être témoins.

Les troubles multiples des sens, et particulièrement *de la vue*, chez cette jeune malade, ont été pour nous, pendant plusieurs mois, l'objet d'une étude suivie, et d'une longue observation recueillie par le Dr de Molènes, mon interne en 1881. J'extrais de cette observation, qui n'a jamais été publiée, les quelques pages relatives à l'état spécial des organes des sens, et je vous les présente telles qu'elles ont été écrites à cette époque où l'hypnotisme n'avait point encore la faveur du jour.

Tous ses sens sont fermés aux impressions du dehors, quelles qu'elles puissent être, et ne s'ouvrent que selon la volonté de la personne sous l'influence de qui Marie est placée.

Voici, à cet égard, quelques expériences répétées maintes et maintes fois, que nous avons vues se reproduire toujours invariablement semblables à elles-mêmes.

Marie ne voit, n'entend, ne sent que quiconque l'a endormie, ou sous l'influence de qui elle se trouve actuellement. Elle répond rapidement à toutes les questions qu'on lui adresse, le plus souvent avec impatience, mais avec la précision la plus grande, absolument comme quand elle est éveillée.

Si l'observateur s'éloigne d'elle, et lui intime un ordre à voix basse, assez basse pour que les assistants qui sont près de la malade ne puissent l'éntendre, Marie l'entend de suite, et l'exécute immédiatement.

L'hyperesthésie auditive est des plus manifestes, mais ne s'applique uniquement qu'à *l'expérimentateur ;* qu'un des assistants lui parle, l'interpelle, lui dise des choses agréables ou désagréables, elle ne répond pas, n'entend pas ; qu'on insiste, qu'on crie fort, qu'on la secoue violemment, rien n'y fait, elle reste à l'état de corps inerte.

— Entendez-vous ces messieurs qui vous parlent, qui vous demandent ceci, cela ? lui dit M. Mesnet.

— Non, répond-elle, je n'entends absolument rien ; ces messieurs ne me parlent pas.

— Entendez-vous ces clefs ? dit M. Mesnet, en agitant légèrement un trousseau de clefs.

— Oui, dit Marie.

Mais si M. Mesnet les passe à un des assistants qui les agite violemment, Marie ne les entend plus.

L'application exclusive de l'ouïe de la malade peut être, au gré de l'expérimentateur, reportée sur tel ou tel des assistants, à cette condition qu'une de ses mains soit au contact de Marie, et l'autre au contact de la tierce personne. Faites durer le contact, Marie entend tout ce que dit la tierce personne, et lui répond exactement ; — supprimez-le, elle n'entend plus rien et reste bouche close. Nous avons pu, moyennant des interruptions souvent répétées, ne lui laisser entendre que des mots isolés, des fragments de phrases, véritables propos incohérents dont elle paraissait surprise. C'était la première fois que nous tentions près d'elle ce fait de transmission, elle ignorait donc complètement le but et la direction de notre expérience, et ne pouvait, par conséquent, être mise en doute dans sa sincérité ! J'avais là sous les yeux une nouvelle édition de ce fait de transmission auditive que, deux ans avant, en 1879, j'avais observé chez un autre hypnotisable, Didier, dont l'histoire est devenue célèbre dans les fastes judiciaires.

Il en est de la vue comme de l'ouïe ; Marie ne voit exclusivement que ce que touche l'expérimentateur ; des expériences renouvelées à l'infini le démontrent péremptoirement.

Je lui demande ce qu'elle voit sur la table ?

R. — Je ne sais pas, dit-elle. Vous savez bien que je ne vois pas !

J'insiste !... Elle me répond avec une expression de doute très marquée :

— Il *peut* y avoir tels, tels objets, et elle m'énumère un à un tous les objets qui s'y trouvent habituellement, sans en excepter ceux que nous avions préalablement retirés.

Sa réponse n'avait évidemment pour guide que sa mémoire, et non l'application de sa vue aux objets actuellement sur la table.

— Regardez bien, dis-je à Marie, qui me fixait toujours avec son immobilité marmoréennne, et, tout en disant, j'approchais mon doigt indicateur de la table en question, qu'elle ne voyait même pas. Dès que mon doigt touche un objet : C'est telle chose ! exclame Marie ; dès que mon doigt ne touche plus, elle ne voit plus ; et, en effet, si je lui dis de prendre l'objet qu'elle vient de voir, elle me répond qu'il n'y est plus ; elle ne le voit plus, à moins que je ne le touche de nouveau.

Le même fait se reproduit pour tous les corps, quels qu'ils soient, animés ou inanimés.

— Regardez Monsieur, dis-je à Marie, en la plaçant dans la direction d'un de mes élèves qu'elle connaît bien...

D. — Le voyez-vous, le reconnaissez-vous ?

R. — Je ne vois rien.

Je le touche du bout du doigt, en un point quelconque de la personne, sa main, son front, sa barbe...

— C'est Monsieur un tel, dit aussitôt Marie.

Pendant son sommeil, elle est presque toujours impatiente, grince des dents, frissonne, se plaint souvent d'avoir la bouche sèche. Tel jour je fais apporter à son insu plusieurs verres contenant, l'un de l'eau, l'autre de la bière, un autre du lait, un quatrième de l'eau très fortement vinaigrée. Tous ces verres sont placés sur la table ; ils sont devant elle, elle ne voit ni la table ni les verres.

Je lui dis :

D. — Vous semblez avoir grand soif, prenez un des verres.

R. — Il n'y en a pas !

Je touche l'un d'eux, elle le saisit avec avidité, le porte précipitamment à ses lèvres, et avale d'un trait tout le contenu, sans savoir ce qu'elle boit.

Je lui fais présenter un second verre par mon interne, qui le met devant ses yeux, au contact de ses lèvres, sans qu'elle le voie ni le sente.

D. — Vous n'avez plus soif ? lui dis-je.

R. — Oh si !...

D. — Prenez le verre qui vous touche le menton.

R. — Il n'y en a pas.

Je touche rapidement le verre — elle le voit, veut le saisir... et s'arrête brusquement. — Je n'étais plus au contact, elle ne le voyait plus.

Je porte de nouveau le doigt sur le verre, elle s'en empare. Au moment où elle boit, je lui dis : Arrêtez !... et, malgré sa soif, elle cesse de boire, et reste immobilisée le verre entre les lèvres.

L'occasion était belle de tenter sur la vue une expérience de *transmission semblable* à celle que, les jours précédents, j'avais essayée sur l'ouïe.

Mon interne avait pris un troisième verre, qu'il tenait devant ses yeux, au contact de ses lèvres comme le précédent ; elle était, comme tout à l'heure, insensible aux excitations qu'on lui faisait. Elle ne voyait ni interne, ni verre ! Je prends la main de Marie, et à un moment quelconque je touche de mon autre main mon interne qui me tournait le dos ; aussitôt elle saisit le verre avec le même entrain, la même précipitation, et le boit d'un seul trait.

Cette expérience répétée itérativement un grand nombre de fois nous a constamment donné les mêmes résultats ; je l'ai depuis retrouvée chez d'autres hypnotiques toujours semblable à elle-même ; elle peut donc être considérée comme un fait du même ordre que les transmissions auditives, appartenant comme elles aux perturbations nerveuses du grand hypnotisme.

L'exercice partiel des sens, limité aux seules personnes, aux seuls objets avec lesquels l'hypnotisé est mis directement en rapport par l'expérimentateur, est un fait commun à la plupart des somnambules arrivés au sommeil profond et qui peut être considéré comme constant chez les fascinés, dont l'état représente le summum de puissance de la concentration mentale.

En voici encore quelques exemples empruntés à l'observation de Marie :

D. — Je lui demande de recoudre le bouton de ma toque qui ne tenait plus que par un fil !...

R. — Monsieur, donnez-moi du fil et une aiguille ?

J'avais fait placer ces deux objets sous ses yeux, sur la table près de laquelle nous étions assis.

Elle ne les voyait pas !

Je porte le doigt sur l'aiguille, qu'elle saisit ; de même pour le fil qu'elle prend de son autre main.

D. — Je lui commande d'enfiler l'aiguille.

Elle se retourne vers moi qui étais assis du côté opposé à la fenêtre, et dirige dans la direction de mes yeux le chas de son aiguille, dans lequel elle introduit le fil facilement.

Je retire le fil de l'aiguille, ce qui lui produit un vif mécontentement, qu'elle exprime du geste et du regard.

D. — Je lui commande de nouveau d'enfiler l'aiguille !

Elle se remet à l'œuvre comme la première fois ; un de mes élèves interpose un journal entre l'aiguille et moi : elle s'irrite, déchire le journal, et opère de nouveau comme si la lumière lui venait de mon côté.

Je cessai pendant un quart d'heure de m'occuper d'elle, l'abandonnant à ses propres ressources. Elle resta immobile, les deux bras levés tenant le fil dans le chas de l'aiguille, l'œil fixe sans clignement et sans larmes, dans l'inertie physique et morale la plus complète.

Chacun des assistants lui adressait la parole sans l'émouvoir, et la trouvait insensible à toutes les stimulations qu'on lui faisait.

D. — Je l'interpelle de nouveau :

Que faites-vous ainsi?.. Cousez donc le bouton de ma toque?

R. — Où est-elle, votre toque?

Elle était sur ma tête : elle la saisit, et ne peut faire la couture qu'à la condition que ma main ne quitte pas l'objet, — s'arrêtant, aussitôt que je la retirais.

Pendant qu'elle cousait ainsi avec activité, je poussai la pointe de son aiguille vers l'index de sa main gauche qui tenait l'objet : elle traversa le bout de son doigt sans s'en apercevoir, et continua son œuvre tout en cousant son doigt à plusieurs tours de fil.

Elle nous donnait ainsi la mesure de la perte de ses sensibilités périphériques dont nous avions eu du reste, quelques jours avant, une preuve plus convaincante encore, en lui voyant au bras une brûlure profonde, large de 5 à 6 centimètres, qu'elle s'était faite sur la plaque rougie du fourneau de l'office, et dont elle n'avait eu connaissance que le lendemain, par la déclaration d'une autre malade, sa voisine.

Marie était particulièrement intéressante par les manifestations rapides de son intelligence, par ses réponses nettes et précises, pendant son sommeil hypnotique.

Chaque jour elle nous donnait la preuve : de la lucidité de son esprit; d'une certaine somme de volonté (toujours impuissante, il est vrai, devant l'opposition de son contradicteur); d'appréciations assez justes quand nous faisions appel à son jugement; mais tout cela n'existant qu'à la condition de provocations directes et personnelles; il y avait, comme complément à cette étude psychologique, à déterminer quel était le degré d'obtusion de ces mêmes facultés quand la malade, toujours à l'état d'hypnotisme, abandonnée à elle-même, restait sur son propre fonds, sans aucun appel extérieur fait à son activité mentale.

Marie était assise devant une table sur laquelle étaient disposés tous les objets nécessaires pour écrire. Je lui demande de m'écrire quelque chose soit pour moi, soit pour sa mère, ou toute autre personne.

Elle proteste, s'impatiente, et dit qu'elle ne peut pas! qu'elle ne veut pas! Elle procède par négation, comme elle a l'habitude de le faire chaque fois qu'on lui demande quelque chose qui lui est désagréable.

J'insiste... elle refuse... J'insiste encore... elle cède.

D. — Où est la plume? me dit-elle brusquement.

Elle était devant elle, elle ne la voyait pas... je la touche du doigt, elle s'en empare.

D. — Allons, écrivez!... lui dis-je.

Elle résiste encore, frappe du pied, grince des dents, et me dit sèchement : (Je transcris textuellement ses paroles.)

« Vous savez bien que je ne peux pas écrire ;... je le voudrais,
» que je ne le pourrais pas ;... je n'ai pas d'idées, aucune...
» aucune idée ;... dites-moi ce qu'il faut écrire, je vais le faire ;
» mais ne me demandez pas une idée à moi... je n'en ai pas !

D. — Ce que je vous demande est bien simple ; vous avez bien quelque chose à dire à votre mère?

R. — Je ne trouve rien... je n'ai rien !

D. — Et à moi ?

R. — Rien non plus, si vous ne me parlez pas.

Elle prend une feuille de papier sur laquelle j'ai porté le doigt sans la prévenir ; elle met sa plume sur le papier, prête à écrire, et reste là, immobile, les yeux fixés sur moi.

D. — Commencez donc...

R. — Je n'ai pas de papier...

Je touche de nouveau la feuille, qu'elle voit dans sa main avec étonnement.

D. — Ecrivez... je ne sais pas... Ecrivez : Monsieur....

Elle commence, et écrit sous ma dictée :

« Monsieur, je voudrais bien vous écrire, mais je ne puis le faire,
» parce que je n'ai pas d'idées à moi ! »

Elle signe... elle date du 29 mars 1882. Pendant qu'elle écrivait, je lui dictais chaque mot : si je m'arrêtais, elle s'arrêtait ; si je cessais de toucher le papier, elle cessait à l'instant d'écrire.

Elle accomplissait évidemment un acte mécanique auquel son intelligence et sa spontanéité étaient complètement étrangères ;

son nom est le seul mot qu'elle ait écrit de son propre mouvement.

Avant de quitter la salle, je l'éveillai, et lui mis sous les yeux la feuille qu'elle venait d'écrire; elle eut une grande surprise, et ne crut à nos affirmations qu'en voyant sa signature, sans comprendre ce que cela signifiait.

Cette expérience si simple dans sa forme, si nette dans sa concision, répond de la manière la plus démonstrative à cette question que nous nous adressions tout à l'heure : Quel est le mode de perturbation que l'hypnose détermine dans l'ensemble des facultés mentales, chez ces malades, à l'état de somnambulisme complet, ou de fascination, tels que nous venons de les examiner?

L'effet évident, incontestable est l'incapacité absolue du malade à produire un acte spontané et volontaire ; ses facultés et ses sens, qui n'ont plus de manifestations extérieures, semblent frappés d'inhibition par le choc de l'acte hypnotique. Vous l'avez devant vous immobile dans un état d'abandon personnel qui le laisse sous la dépendance absolue de l'expérimentateur dont il attend un mot, un geste, une provocation quelconque pour entrer aussitôt en action.

Plus *est grande la concentration mentale de l'hypnotisé*, plus est grand aussi *l'abandon de sa personnalité*, qui n'a plus qu'un seul point d'attache avec le dehors, *l'expérimentateur !*

De même que le choc de l'hypnose a produit *l'inhibition* des centres psycho-sensoriels, de même l'influence excito-motrice de l'expérimentateur détermine des phénomènes de *dynamogénie*, c'est-à-dire de réveil avec augmentation d'énergie de ces mêmes centres.

Hyposthénie et hyperesthésie sont bien, en réalité, les deux termes extrêmes de ces singulières perturbations nerveuses que Brown-Séquard a très judicieusement comprises sous les noms d'inhibition et de dynamogénie ! Quelle autre interprétation pourrions-nous, en effet, donner aux faits consignés dans cette étude, tels que :

— La finesse extrême de l'ouïe ;

— La perception visuelle limitée aux seuls objets que touche la main de l'expérimentateur ;

— Et, plus particulièrement encore, l'exercice complet de ces deux sens appliqués à une tierce personne, moyennant l'influence du contact physique et matériel de *l'expérimentateur*, servant d'agent de transmission entre l'hypnotisé et la tierce personne ; toute action suggestive, de quelque nature que ce soit, étant rigoureusement exclue.

J'insiste sur ces faits, peu étudiés jusqu'à ce jour, que j'ai contrôlés cent fois dans mes recherches cliniques, et qui offrent toutes les garanties d'une rigoureuse observation.

Je termine en signalant un dernier caractère propre à ce genre de névroses, je veux parler de la transmission facile à une autre personne de l'assistance, de l'influence hypnotique que l'expérimentateur exerce actuellement sur son sujet ; qu'au moment même où il le domine de toute son autorité, il détourne avec sa main le regard du fasciné et le porte doucement sur les yeux d'un assistant, à l'instant la concentration se fait, et le sujet, tout entier à son nouveau possesseur, ne voit plus, n'entend plus, ne connaît plus celui qui, tout à l'heure, disposait de lui à son gré.

Chez le somnambule complet, qui présente sensiblement les mêmes caractères d'isolement et de personnalité, mais dont les yeux sont convulsés et les paupières closes, qu'un assistant place sa main étendue sur le front du sujet et la laisse au contact immédiat de sa peau pendant quelques instants, la prise de possession s'opère exactement dans les mêmes conditions que précédemment ; une légère secousse musculaire, une inspiration plus large et plus profonde indiquent le moment de la transmission de l'influence nouvelle qui vient de se faire aux dépens du premier expérimentateur, devenu aussitôt un étranger, une chose, un objet que le sujet ne connaît plus.

Ces mutations faciles, indéfiniment renouvelables sur quinze, vingt personnes successivement, se répétant invariablement semblables à elles-mêmes sur tous les hypnotiques susceptibles de les produire, témoignent de la mobilité extrême de tous ces troubles dynamiques, *qu'un souffle peut faire disparaître, ou qu'une suggestion criminelle peut conduire aux actes les plus déplorables.*

PARIS. — IMPRIMERIE CHARLES BLOT, RUE BLEUE, 7.

www.ingramcontent.com/pod-product-compliance
Ingram Content Group UK Ltd.
Pitfield, Milton Keynes, MK11 3LW, UK
UKHW022245070726
13613UKWH00005B/2128